AF319388

TRAVAIL DU LABORATOIRE DU Dr BROCQ A L'HOPITAL BROCA

RECHERCHES

SUR

L'ANATOMIE PATHOLOGIQUE

DU

MOLLUSCUM CONTAGIOSUM

PAR

Le Dr Louis LOGEROT

ANCIEN EXTERNE DES HOPITAUX
MÉDAILLE DE BRONZE DE L'ASSISTANCE PUBLIQUE

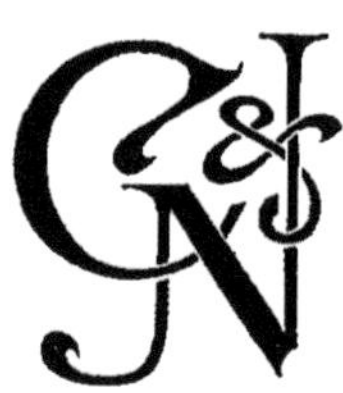

PARIS

GEORGES CARRÉ ET C. NAUD, ÉDITEURS

3, RUE RACINE, 3

1899

RECHERCHES

SUR

L'ANATOMIE PATHOLOGIQUE

DU

MOLLUSCUM CONTAGIOSUM

PAR

Le Dr Louis LOGEROT

ANCIEN EXTERNE DES HOPITAUX
MÉDAILLE DE BRONZE DE L'ASSISTANCE PUBLIQUE

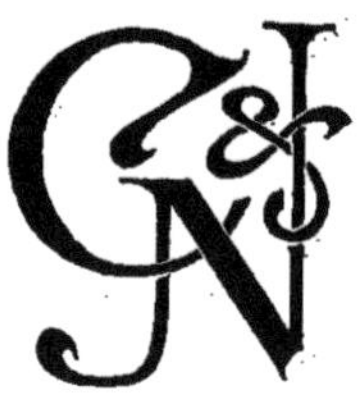

PARIS

GEORGES CARRÉ ET C. NAUD, ÉDITEURS

3, RUE RACINE, 3

—

1899

INTRODUCTION

Nous nous sommes arrêté à ce sujet parce que nous avions eu dans l'année l'occasion de voir de nombreuses coupes de molluscum, et parce que leur étude, minutieuse et longue, ne nous avait pas convaincu de la valeur absolue des conclusions des divers auteurs. Notre maître, M. Brocq, a bien voulu nous encourager dans cette voie et il a mis à notre disposition les documents qu'il avait pu recueillir sur cette question depuis un grand nombre d'années. Il nous a ouvert son laboratoire de l'hôpital Broca ; là, avec nos amis Lenglet et Le Roy des Barres, internes des hôpitaux, nous avons pu nous livrer à maintes recherches bactériologiques et anatomo-pathologiques ; nous nous permettons ici de les remercier de leur collaboration.

Nous tenons, avant d'aborder notre sujet, à adresser à nos maîtres dans les hôpitaux l'hommage de notre vive reconnaissance pour l'extrême bienveillance qu'ils nous ont toujours témoignée :

1894-95 M. le Pr TILLAUX,   hôpital de la Charité
1895-96 M. le Dr GIRAUDEAU, Hôtel-Dieu annexe
1896-97 M. le Dr CHARRIN,   Hôtel-Dieu
1897-98 M. le Pr DIEULAFOY,   —
1898-99 M. le Dr BROCQ,   Hôpital Broca.

Nous prions nos premiers maîtres de l'école de Dijon, et en particulier MM. les Drs DEROYE et COTTIN, d'agréer l'expression de notre gratitude pour l'enseignement si consciencieux et si amical qu'ils nous ont donné au commencement de nos études.

Un des points les plus discutés de la dermatologie est l'anatomie pathologique du molluscum contagiosum. La synonymie multiple de cette affection indique assez que sa nature n'a pas été déterminée d'emblée et nous sommes persuadé qu'on a décrit sous ces différents titres des affections absolument étrangères.

Si, actuellement, la clinique en est connue et indiscutable, il en est tout autrement de l'anatomie pathologique ; on n'a, pour s'en convaincre, qu'à parcourir les revues étrangères et françaises de dermatologie pour y voir la fréquence des discussions à ce sujet.

Frappé de ce fait, nous avons voulu nous faire une idée personnelle, et au cours de nos recherches nous avons rencontré des lésions non signalées ou à peine ébauchées par les auteurs ; ce sont ces lésions si spéciales que nous exposerons ici ; nous en ferons les conclusions de ce travail, qui comprendra en outre l'exposé et la discussion des principales théories soutenues au sujet de l'anatomie pathologique du molluscum.

Ludwig et Plenke, en 1776, désignèrent sous le nom de molluscum une tumeur molle et verruqueuse. Willan, quelques années plus tard, cherchant à donner plus de précision au terme créé par Ludwig, créa le mot pendulum, désignant par là une affection ayant son point de départ dans le tissu conjonctif sous-cutané.

Quelques années plus tard, Bateman (1817), observa une malade qui lui sembla atteinte d'une affection analogue à celle décrite par Willan, avec cette différence que les tumeurs laissaient échapper un liquide analogue à du lait ; comme en outre il reconnut que cette affection avait été transmise par contagion, il admit à côté du molluscum pendulum le molluscum contagiosum, désignant sous le même terme générique deux affections différentes par leur nature : ce fut la première confusion.

Alibert, en 1822, poussa plus loin la confusion en rapprochant et en identifiant l'affection observée par Bontius, le molluscum de Bateman, et le mycosis fongoïde.

Gibert ajouta au genre molluscum une variété caractérisée par l'accumulation sous l'épiderme d'une matière grasse analogue à la stéarine et qu'il désigna sous le nom de molluscum stéarique.

Jacobovics (1840) créa le molluscum bigarré qui n'était qu'une variété d'acné indurata.

Ainsi on arriva, en France, à désigner, sous le nom de molluscum, toute affection polypiforme de la peau et du tissu cellulaire sous-cutané ; pour ne citer que deux exemples nous indiquerons deux malades de Huguier (1850) dont Corvisart a publié les observations dans les *Archives de médecine* (1849) et dans les *Annales des maladies de la peau*. De même Rayer qui paraît avoir eu connaissance complète du molluscum en transporte le nom à une variété de cancer cutané qu'il appelle cancer mollusciforme.

On trouve également dans les archives de médecine

de 1840 la traduction de deux observations recueillies par Walter Dick de Glascow, sur deux femmes qu'il croit être atteintes du molluscum contagiosum de Bateman et qui pour nous, doivent être évidemment rattachées à la variété appelée pendulum par Willan.

Tandis que en France, on subissait l'opinion d'Alibert, en Angleterre et en Écosse, plusieurs auteurs publiaient des observations de molluscum ; Henderson, Paterson, Thompson, Grandgie, déclarent l'affection folliliculaire et s'étonnent de ne voir aucune description semblable venir du continent.

Quelques années plus tard, chez nous, Rayer et Gerdy dans sa thèse inaugurale (1837) décrivent l'acné varioliforme sous le nom de tumeurs folliculaires.

Cazenave et Schedel également le différencient des autres variétés du molluscum.

Eichbom en fait une maladie des follicules sébacés ou pilifères.

Bazin, enfin, en 1851, publie, dans le journal des *Connaissances médicales*, un mémoire très complet sur l'acné varioliforme non contagieux.

Il en fait une manifestation de la scrofule.

Avec Caillaut (*Archives générales de médecine* 1851), commence, à proprement parler, l'histoire de l'anatomie pathologique du molluscum contagiosum. A la même époque Dufour et Henderson et Paterson en Angleterre faisaient des recherches micrographiques et plaçaient le siège de l'affection dans les follicules cutanés : « ces follicules, disent-ils, distendus, sont formés par une couche épithéliale interne, par une membrane moyenne sans ca-

ractères propres et enfin par une membrane externe résis-
tante et celluleuse : le follicule en s'hypertrophiant a
écarté les fibres constituant le derme.

Cazenave, la même année, place le siège du molluscum
dans les follicules sébacés.

Lutz, dans sa thèse, dit que les tumeurs d'acné varioliforme sont produites par une hypertrophie de tous les
éléments de la peau, avec prédominance toutefois de l'é-
lément sébacé.

En 1853, Piogey publie une observation de cette affection qu'il nomme acné tuberculeuse ombiliquée, alors
que Chaussit la désignait sous le nom d'acné molluscum.

Hardy fait, en 1860, un examen microscopique ; il
aperçoit en grande quantité des granulations assez grosses,
arrondies, dues, dit-il, à l'élément graisseux ; puis il voit
des surfaces quadrilatères qui sont des débris d'épiderme,
et des tubes ramifiés contenant dans leur intérieur et à
leur pourtour des points blancs sphériques ou ovoïdes
qui paraissent être les spores d'un cryptogame que Chaussit, sans l'admettre, appelle microsporon Hardii.

Jusqu'ici, on le voit, l'anatomie pathologique du
molluscum est des plus confuses ; on peut même dire
qu'elle n'existe pas.

Avec Virchow, 1865, commencent de longues et fruc-
tueuses recherches, point de départ des théories émises
dans la suite. En 1865, il disait : « Je n'ai pu me convaincre que l'affection ait son origine dans les follicules
sébacés ; je la place dans les follicules pileux ». Et en
1867, revenant sur son opinion première, il déclarait qu'il
s'agit d'une dégénérescence épithéliale ayant son point de

départ dans les follicules pileux ; la disposition lobulaire et comme glanduleuse de la tumeur provient d'une hyperplasie du revêtement épithélial du follicule. C'est donc un épithéliome hyperplasique.

Retzius au contraire soutenait que les poils ou les follicules pileux n'avaient rien à voir avec le développement de la tumeur, se basant sur ce fait qu'il n'avait jamais vu un poil dans le contenu de la tumeur, tandis qu'il en avait rencontré souvent dans sa paroi externe. Pour cet auteur, par conséquent, le siège de la maladie était dans l'épiderme.

Dès 1872, Renaut de Lyon, dans la thèse de Misset, plaçait le siège de la tumeur dans les glandes sébacées ; les cellules de la glande intéressée, au lieu de subir l'évolution graisseuse régulière, deviennent globuleuses et se transforment en boules minuscules de corne, globuleuses, soudées sur leurs limites par la substance cimentaire qui relie les éléments cellulaires du corps de Malpighi. Cet auteur a repris la question en 1880, montrant que le protoplasma de la zone centrale périnucléaire des cellules est le siège de la modification ; le centre se remplit de granulations hyalines qui se fondent en un bloc de matière hyaline, translucide, tandis que la périphérie s'infiltre d'éléidine, les zones corticales se kératinisent et se fusionnent en se soudant.

Cette transformation globuleuse n'est pas une lésion dégénérative, puisque la cellule survit et subit ultérieurement son évolution cornée.

Il s'agit en somme, pour Renaut, d'une dégénérescence cornée atypique.

A dater de cette époque, les deux grandes théories histologiques du molluscum sont fondées : l'une place le siège des lésions dans les glandes sébacées qui s'hypertrophient ; l'autre en fait une dégénération cellulaire épithéliale.

En 1871, Bizzozero et Manfriedi démontrent que les corpuscules du molluscum ont leur origine dans le protoplasma des cellules contenues dans l'intérieur des conduits glandulaires ; le noyau de la cellule, primitivement situé au centre, est repoussé vers la périphérie. Puis les granulations du protoplasma se dissolvent en une substance homogène très réfringente qui plus tard se réunit en masses sphériques. Ainsi naissent ces corps sphériques, recouverts de leur enveloppe cellulaire déjà cornée ; ils deviennent libres par l'atrophie de la couche enveloppante, et ils apparaissent alors entre les plaques cornées auxquelles ils doivent leur origine.

Pour la première fois, il est fait mention des altérations du noyau que ni Virchow ni Retzius n'ont pu apercevoir.

Beck de Christiana, en 1875, malgré qu'il ait vu une hypertrophie nucléaire dans le voisinage immédiat des cellules du molluscum, déclare qu'il s'agit d'une métamorphose successive du protoplasma cellulaire tout entier englobant peu à peu le noyau et débutant d'un façon constante dans le voisinage le plus proche des noyaux cellulaires.

Kaposi à plusieurs reprises s'occupe de la question et se fait le défenseur acharné de l'origine glandulaire du molluscum et, pour l'établir, il se base sur la ressemblance

absolue qui existe entre le contenu d'une glande sébacée
et la formation cellulaire du molluscum ; pour lui, la
forme lobulée et la couche limitative ne sont que des
restes de la glande sébacée ; « le molluscum se présente
sous la forme d'une masse lobulée et chaque lobule est
entouré d'une capsule conjonctive. L'existence de cette
capsule résout toute la question. Elle ne peut être que la
membrane glandulaire ». Il s'appuie encore sur la structure des cloisons interlobulaires qui, n'étant pas constituées
par les papilles dermiques, ne peuvent avoir une origine
réticulaire. Enfin, à l'inverse de Renaut, il prétend que le
protoplasma des cellules subit la dégénérescence amyloïde.

Neisser, en 1882, répondant à Kaposi, nie complètement la participation des glandes sébacées dans la formation des tumeurs parce que jamais dans ses coupes il
n'a rencontré de cellules cloisonnées en petits compartiments comme le sont les cellules contenues dans les glandes
sébacées. Il n'a jamais rencontré à la périphérie de la
tumeur que des cellules épithéliales typiques.

En outre la membrane conjonctive à laquelle Kaposi
attachait une si grandre importance fait souvent défaut,
et, dans le cas où elle existe, elle est formée de travées
fibreuses sans indice d'une structure de ces fibres.

Neisser a vu quelquefois des papilles constituer les cloisons interlobulaires. Enfin il n'a jamais pu constater l'origine folliculaire exclusive ni même la participation du
follicule pileux.

La lésion caractéristique consiste dans la présence, au
sein même des cellules, de grains et de corpuscules ne

résultant pas d'une dégénérescence cellulaire et qui semblent être des éléments parasitaires, probablement des organismes de la classe des psorozoaires, du groupe des coccidies. Les corpuscules sont situés dans la cellule, à côté des noyaux. Les masses d'éléidine et les gouttelettes cornées s'observent dans les couches supérieures de tout le néoplasme et sont placées entre les cellules, de sorte que les masses d'éléidine forment en quelque sorte une charpente dans les mailles de laquelle sont situés les corpuscules. Voici textuellement le mode de formation du corpuscule, présenté par Neisser : « La cellule épithéliale augmente de volume et perd ses prolongements ; le noyau, de grandeur normale, présente dans son intérieur trois à cinq nucléoles. Petit à petit le noyau est chassé du milieu de la cellule, en même temps qu'il se modifie et prend la forme d'un croissant. Ce rudiment de noyau persiste dans la cellule, même quand celle-ci est déjà transformée en corpuscule. La masse formée dans l'intérieur de la cellule, près du noyau, la remplit ensuite complètement sous forme d'un amas finement granuleux et trouble.

Le protoplasma de la cellule est réduit à une simple bande claire, refoulée contre la membrane cellulaire ; cette masse, en apparence sans membrane propre, est composée de petits corpuscules pressés l'un contre l'autre, très petits, clairs, sans structure apparente. Dans un stade ultérieur, la nature uniformément granuleuse se condense en grains ronds, qui se groupent ensuite en une masse claire et réfringente et se présente comme un corpuscule bien limité. Le protoplasma est encore refoulé contre la membrane cellulaire. Le noyau n'a aucune relation avec ces grains qui laissent l'impression que ce sont des produits étrangers à la cellule. Bientôt la membrane cellulaire et le protoplasma subissent la transformation cornée, le noyau diminue de volume tandis que les spores prennent sa place et remplissent complètement la cavité cellulaire : ce contenu cellulaire, à cause de la kératinisation, donne l'aspect d'un réseau. En résumé, le corpuscule est une cellule épithéliale kératinisée dans sa totalité, pourvue d'un reste de noyau et de parasites. Le molluscum est donc un épithéliome et en même temps une tumeur de rétention, puisqu'elle se compose : 1° d'une prolifération anormale de l'épithélium : 2° de masses cornées retenues et entassées entre les cellules à parasites ou corpuscules, et de ces corpuscules eux-mêmes.

Nous avons insisté assez longuement sur l'exposé des théories précédentes, parce qu'elles résument à peu près l'une la théorie sébacée, l'autre la théorie épithéliale avec dégénération d'origine intracellulaire, la troisième enfin établissant une dégénération d'origine extracellulaire. Nous devons ajouter qu'actuellement peu nombreux sont les partisans de la première, la grande majorité des auteurs s'accordent pour ne pas l'admettre, mais ne s'entendent plus, lorsqu'il s'agit de préciser le processus intime de l'évolution des cellules.

Nous allons passer en revue, rapidement, les résultats des travaux des auteurs les plus compétents.

Pour Vidal (1884) il s'agit d'une altération des glandes sébacées débutant au niveau des cellules malpighiennes de la région centrale du lobule, altération qu'il considère comme une transformation colloïde du protoplasma.

Grünewald (1885) décrit sous le nom d'acné varioliforme une maladie dans laquelle les glandes de la peau sont intactes et dont voici le résultat de l'examen microscopique : les papules sont développées aux dépens du corps papillaire et de l'épiderme qui le recouvre. Dans la couche profonde du revêtement épidermique on trouve plusieurs rangées de cellules fusiformes qui se confondent peu à peu avec les cellules cubiques du réseau normal de Malpighi. Il semble que les altérations cellulaires soient essentiellement liées à la multiplication de ces éléments de transition qui viennent s'accumuler entre l'épiderme et le corps papillaire. Celui-ci est également en voie de prolifération ; les follicules pileux non plus que les glandes sébacées ne participent aux altérations.

Allen (1886) rejette la théorie des glandes sébacées parce qu'il a observé des molluscum sur le bord des lèvres, région où il n'existe pas de glandes sébacées.

Pour Angelucci la lésion initiale est un épaississement de l'épiderme dont la surface se soulève en écailles qui englobent des corpuscules du molluscum, séparés du tissu conjonctif voisin par une mince couche de cellules peu altérées ou même intactes.

Török et Tommasoli (1889) en traitant des fragments de molluscum par des agents chimiques divers (acides acétique, formique, oxalique, sulfurique, azotique, lessive de potasse), ont toujours vu les corpuscules résister à ces agents, ce qui les rapproche des substances colloïdes et les éloigne des corps vivants. Ils concluent de ces recherches que les corpuscules du molluscum de Bateman ne sont pas des éléments parasitaires : ce sont, pour eux, des produits de dégénération qui, en raison de leurs réactions chimiques, se rapprochent énormément de la substance colloïde ; la substance qui les constitue s'accumule à la partie interne de la cellule tandis que les couches externes de celle-ci se transforment en substance cornée.

Darier repousse la théorie des glandes sébacées à cause du siège des tumeurs au-dessus de la pars reticularis du derme et parce que jamais il n'a rencontré dans ses coupes un poil traversant la tumeur ; il ne s'agit pas, pour cet auteur, d'une dégénérescence épithéliale mais d'une affection parasitaire de la classe des sporozoaires, distincte de celle qui engendre la sporospermie folliculaire végétante. Ces idées sont consignées et développées dans la thèse de Moreau (1889).

Stanziale (1891) a constaté sur de nombreuses coupes qu'il n'y a aucun rapport entre les glandes sébacées et le siège initial du molluscum. Les néoformations sont entourées d'une ou plusieurs couches de cellules cylindriques qui se continuent avec les couches profondes du corps muqueux de Malpighi ; le corps muqueux présente des enfoncements dans lesquels se développent les tumeurs ; les lésions débutent dans les espaces interpapillaires qui s'élargissent dans tous les sens, la tumeur présente des prolongements qui lui donnent sa structure lobulée et ont fait croire à son origine glandulaire. Sur aucune de ses préparations il n'a constaté les traces de la participation de l'épithélium folliculaire au processus morbide, tandis qu'il a pu voir la prolifération des cellules épidermiques et leur transformation caractéristique en corpuscules se faire de la profondeur et partir nettemen

du reticulum malpighien. L'auteur adopte l'opinion de Renaut et croit à une cornification atypique tout spécialement de la couche granuleuse de Ranvier.

Bitsch (1892) rejette la théorie des glandes sébacées et admet un processus issu de l'épiderme : on trouve des cônes épithéliaux épidermoïdaux avec tous les signes de développement non douteux du molluscum embryonal.

Les corpuscules sont les cellules métamorphosées du rete Malpighi ; mais toutes les cellules ne subissent pas cette métamorphose, une partie parcourt l'évolution normale des cellules malpighiennes pour être kératinisées à la fin, bien que leur forme extérieure soit modifiée. Finalement l'auteur, sans émettre une hypothèse étiologique, rejette les recherches de Neisser sur l'origine psorospermosaire de la maladie.

Kromayer a vu, à leur début, les altérations du noyau qui, s'altérant, se confond avec la masse protoplasmique dégénérée. Pendant que ces altérations ont lieu dans l'intérieur du corps cellulaire, la partie périphérique de son protoplasma se condense en une sorte de membrane cellulaire, de façon à transformer la cellule en une vésicule bien délimitée.

Enfin le contenu de cette vésicule se décompose en une série d'amas dont l'ensemble constitue le corpuscule du molluscum.

Touton a pu voir d'une façon très nette le rapport des éléments cellulaires avec le corps étranger inclus ; il est le seul à avoir trouvé toutes les phases décrites par les zoologistes dans le développement des grégarines : d'abord des petits grumeaux protoplasmiques granuleux dépourvus d'enveloppe avec un petit nucléole et des prolongements semblables aux pseudopodes.

D'autres avec forte cuticule, noyaux à gros grains, vésiculeux contenant un nucléole homogène. Une phase ultérieure montre une segmentation du protoplasma en fragments cunéiformes après disparition du noyau. Il n'a pas trouvé de spores proprement dites avec germination secondaire. Ces divers stades s'observent soit en dehors de la cellule, soit à son intérieur, le noyau étant refoulé.

Pour Benda, il ne s'agit pas d'une prolifération épithéliale ; c'est une kératinisation insolite de cellules épidermiques formant l'enveloppe du corpuscule. Ce corpuscule comprend deux éléments : la calotte et le contenu. Ce contenu est traversé à un stade peu avancé par des septa et la formation de vacuoles intraprotoplasmiques est indéniable.

A un stade plus avancé on voit des corpuscules réfringents qui perdent leurs contours et envoient des prolongements dans le protoplasma. Ces corpuscules seraient de nature parasitaire.

Seldowitch (1898) considère le molluscum comme un néoplasme d'épithélium de la peau pouvant se développer aux dépens de la couche de Malpighi ainsi que des glandes sébacées. Il représente le résultat d'une dégénération épithéliale approchant de la dégénération cornée ; mais les connaissances actuelles ne permettent pas de dire s'il s'agit d'une métamorphose cellulaire ou si la maladie est parasitaire.

CRITIQUE DES THÉORIES FONDAMENTALES ANATOMO-PATHOLOGIQUES DU MOLLUSCUM

Il nous a paru nécessaire d'exposer avec quelque détail les opinions des auteurs, pour faciliter l'exposition de la critique et parce que certaines théories sont des réfutations presque complètes d'opinions formulées par certains auteurs.

Nous devons dès maintenant attirer l'attention sur ce fait capital que les altérations nucléaires ne sont que très rarement et très incomplètement signalées et que les auteurs qui les ont entrevues ne les ont pas suivies jusqu'au bout. Deux points ont été envisagés dans l'étude de l'anatomie pathologique du molluscum : la tumeur est-elle une glande sébacée hypertrophiée et modifiée, ou n'est-elle qu'une prolifération de l'épithélium malpighien ; en second lieu quelle est la nature de la modification cellulaire ; est-elle due au parasitisme, est-ce une dégénérescence cornée, amyloïde, colloïde, etc. ?

Reprendre une à une pour les critiquer les opinions que nous avons signalées, serait nous exposer à des redites inutiles ; nous nous bornerons à discuter quelques particularités intéressantes de chacune d'elles ; mais avant, nous exposerons les motifs qui nous ont poussé à rejeter la théorie glandulaire.

Dans aucune de nos coupes nous n'avons rencontré autre chose que des types de cellules épithéliales ; il n'existe en outre aucune ressemblance entre le contenu d'une glande sébacée formée de cellules cloisonnées en petits compartiments, et la formation cellulaire du molluscum qui représente des types de cellules épithéliales. Les auteurs qui soutiennent la théorie sébacée prétendent que la forme lobulée et la couche limitative ne sont que des restes de la glande ; comment expliquer alors cette forme de tumeur prenant naissance dans l'espace inter-papillaire, dans le voisinage des glandes ; comment expliquer la présence de papilles dans les cloisons interlobu-laires ? De plus, jamais nous n'avons rencontré de cheveu ou de follicule dans l'intérieur du molluscum, nous per-mettant d'établir une relation quelconque. En outre les tumeurs du molluscum se développent superficiellement au-dessus de la couche dermique dans laquelle sont com-prises les glandes sébacées ; or plus la tumeur est récente et petite et plus elle est superficielle.

Tous ces arguments positifs et négatifs nous démon-trent suffisamment que la tumeur ne se développe pas au dépens des glandes sébacées, mais résulte bien d'une transformation cellulaire malpighienne.

Quelle est la nature de cette altération cellulaire ; est-elle résultante d'une cause extracellulaire ou intracellu-laire ?

Renaut, nous l'avons vu, fait jouer un rôle important à la matière kératogène de Ranvier et à la formation de corps cornés intracellulaires. Mais l'éléidine concourt si peu à la formation de ces cellules globuleuses que ces dernières existent déjà dans le fond des lobules, au-dessous de la zone où se montre cette substance. En outre la portion superficielle du corpuscule a seule les réactions de la substance cornée.

L'on ne peut non plus avec Kaposi considérer cette matière hyaline comme de la substance amyloïde ; par la simple addition d'iode les cellules du molluscum se colorent d'une façon beaucoup plus intense que les cellules épidermiques. Vidal admet une transformation colloïde, c'est-à-dire la mortification de la cellule ; mais par suite de ce fait qu'elle conserve son noyau actif et qu'elle montre sa vitalité par une évolution régulière, il est impossible de soutenir cette hypothèse.

Faut-il, en présence du corpuscule, penser à un noyau accessoire? mais ils ne sont pas soumis aux mêmes méthodes de coloration et de durcissement que celui-ci. Contre la supposition de cellules en migration, on peut dire qu'ils sont beaucoup plus petits que les cellules en question. En outre on ne pourrait guère croire que des cellules en migration puissent entrer dans les corpuscules du molluscum sans qu'on en trouve quelques-unes entre les différentes couches cellulaires.

Certains auteurs, Kromayer en particulier, ont avancé que le noyau se confondait avec la masse protoplasmique dégénérée. Cette opinion n'est pas exacte puisqu'on constate la présence de ce noyau pendant toute la durée de l'évolution du corpuscule.

Cette confusion existe peut-être dans certaines conditions ; mais il n'est pas certain que ce soit précisément ces cellules qui évoluent dans la suite vers la formation du corpuscule.

Dans la kariokinèse normale, les fuseaux de chromatine se disposent à deux extrémités de la cellule ; or, c'est précisément parce que le protoplasma se trouve soumis aux influences attractives de ces deux masses, que la division cellulaire semble possible. Dans le corpuscule du molluscum il n'y a ni division ni bourgeonnement de l'ensemble de la cellule ; on ne peut constater autour des masses nucléaires aucune orientation protoplasmique, et le noyau lorsqu'il se divise semble pouvoir le faire alors qu'il est séparé dans toutes ses portions du reste du protoplasma par une vacuole sphérique.

Le protoplasma ainsi séparé de la portion réellement active et vivante de la cellule reste indifférent aux phénomènes nucléaires, tandis que le noyau dont les réactions colorantes continuent à prouver la vitalité évolue et se divise pour son propre compte.

D'autres auteurs, avec Bizzozero et Manfriedi, admettent que le corpuscule est dû à la confluence des granulations qui existent dans les cellules de la couche génératrice ; c'est donc une origine protoplasmique qu'ils lui donnent.

La couche cornée qui se forme autour de ces corpuscules étant également d'origine protoplasmique, on ne conçoit pas comment pourrait s'opérer la différenciation ou mieux la séparation des deux substances.

Il est difficile de discuter l'opinion de Benda qui ne semble pas tenir compte des phénomènes cellulaires eux-mêmes et qui fait rouler toute l'évolution du corpuscule sur une formation intracellulaire dont on ne peut savoir l'origine.

Cet auteur décrit dans le corpuscule la calotte et le contenu. La calotte corpusculaire mérite qu'on s'y arrête, si elle représente, comme le pense Benda, le reste de la cellule primitive, car cette calotte doit se composer du protoplasma et du noyau de la cellule. Il est difficile de croire qu'une cellule et surtout un noyau cellulaire puisse conserver des propriétés de coloration aussi nettes quand ils ont été soumis à la compression par une masse absolument étrangère, développée dans l'intérieur de la cellule. Les phénomènes de compression ne sont-ils pas au premier chef des causes d'atrophie ou de perte de vitalité pour les cellules qui les subissent? Comment, d'autre part, peut-on expliquer que sous l'influence d'une pareille exagération de volume, devant amener progressivement l'atrophie de cette cellule, ces éléments épithéliaux conservent une vitalité suffisante pour s'étendre, sans se rompre, dans des proportions qui triplent ou quadruplent leur volume et qui laissent leur limite nette ? Il y a une sorte de contradiction entre ces propriétés vitales et l'idée que ces modifications cellulaires se font en dehors d'un processus épithélial actif et non passif.

D'autre part Benda parle de septa et les considère comme des formations dépendantes de la masse étrangère qui forme le contenu du corpuscule ; comment, d'après l'examen de nos figures, ne pas tenir compte des relations du noyau avec ces septa ? Benda d'ailleurs n'étudie nullement l'évolution du noyau.

Pour Neisser, le noyau de la cellule est chassé mais n'a aucune relation avec la matière uniformément granuleuse condensée en grains ronds séparés par des zones claires et réticulées. Le noyau est chassé mais il l'est par une substance homogène où les réactifs ne décèlent nulle trace de reticulum ou de filaments. Dans nos coupes nous avons constaté dans le noyau une substance homogène et à côté de cette substance un reticulum présentant avec le noyau des connexions indéniables. Neisser n'a pas tenu compte de cette disposition ; or, elle persiste jusque dans les cellules qui sont arrivées au stade de corpuscule de molluscum confirmé.

Neisser a eu sur l'évolution du noyau cellulaire une idée préconçue et les nucléoles qu'il figure dans ses coupes au niveau de la couche profonde de l'épithélium, ne sont suivis dans aucune de leurs transformations par cet auteur. Or, ces nucléoles semblent jouer un rôle considérable au début de la formation du corpuscule, puisqu'on les retrouve disséminés çà et là dans ce corpuscule faisant partie du reticulum que nous croyons être une dépendance nucléaire ; ces nucléoles conservent dans un assez grand nombre de cellules dont la transformation est déjà très accentuée, la propriété de se colorer, après leur éloignement de la portion principale de la chromatine du noyau, comme ils le faisaient alors qu'ils étaient dans les couches les plus profondes du lobule du molluscum.

EXPOSÉ D'UNE THÉORIE NUCLÉO-ÉPITHÉLIALE

Nous avons essayé de montrer dans la critique précédente que les théories anatomo-pathologiques formulées jusqu'à ce jour étaient toutes incomplètes, soit que leur point de départ soit inexact, soit qu'elles omettent de signaler des altérations, indéniables cependant : nous faisons allusion tout particulièrement aux modifications du noyau dans l'évolution cellulaire du molluscum, modifications que nous avons nettement constatées dans nos différentes coupes et que, pour conclure ce travail, nous allons exposer.

Nous avons tout d'abord été frappé du volume considérable que présentent les noyaux au niveau de la couche génératrice et dans les couches suivantes du molluscum; alors que dans les mêmes points de la tumeur le protoplasma est atrophié. Les noyaux ne sont séparés les uns des autres dans toute l'étendue de cette couche génératrice que par de minces lames protoplasmiques qui semblent conserver la structure normale du protoplasma des régions cellulaires correspondantes dans l'épithélium normal de la peau. Dans les couches voisines également, le noyau a conservé son importance relative et le volume total de la cellule s'est légèrement accru sans que les couches protoplasmiques semblent participer à cet accroissement. En effet si l'on envisage une à une ces cellules, on constate dans un grand nombre d'entre elles que le noyau s'est entouré d'une zone claire augmentant le volume total de la cellule de toute la largeur de cette zone sans que le protoplasma de la cellule soit plus large que dans les cellules de la couche génératrice. Dans d'autres cellules, certains points du corps protoplasmique paraissent amincis et la lumière centrale périnucléaire vient affleurer à la surface de la cellule. Dans une troisième variété de cellules il est impossible de distinguer le reste du protoplasma bien que le corps nucléaire soit toujours aussi apparent. En examinant les cellules de ces divers ordres à une lumière forte, on distingue des striations parallèles aux parois cellulaires, striations qui sont produites, semble-t-il, par le tassement et la lamellisation du protoplasma évoluant vers la formation d'une thèque cellulaire. Cet état se retrouve plus ou moins nettement marqué dans un assez grand nombre de cellules qui constituent le lobule du molluscum. Dans les cellules dont le protoplasma est moins altéré, il paraît constitué néanmoins par des trabécules formant un réseau élégant à mailles fines, assez analogue au réseau protoplasmique normal. Cependant il est aisé de distinguer une tendance à la disposition concentrique qui marque comme un premier stade de l'atrophie du protoplasma. Dès le second et le troisième rang de cellules, le protoplasma a acquis cette apparence très finement foliacée et s'est réfugié à la périphérie de la cellule, où il va constituer la partie principale, sinon la totalité de la thèque du corpuscule du molluscum. Dans les formes de molluscum où sont le plus

visibles ces altérations, les épines des cellules de la couche
de Malpighi persistent en très faible partie et on en peut
apercevoir ce qui en reste entre les cellules de la couche
génératrice et la seconde couche du. lobule, rarement en
un point plus rapproché du centre de la formation pathologique. Un grand nombre de cellules de ces couches
profondes disparaissent au cours de l'évolution vers le
centre du molluscum.

Ce fait est prouvé par la disproportion du nombre des
corpuscules et du nombre des cellules de cette couche. Il
est certain que beaucoup d'entre elles forment dès leur
second ou troisième stade de division des cellules inaptes
à végéter davantage et qui subissent l'évolution cornée
sans qu'il soit possible de retrouver à coup sûr chez elles
le stade de la formation d'éléidine. D'autres au contraire
subissent cette transformation régulièrement et, des gra-
nulations d'éléidine résultant de leur modification se déposent entre les couches des corpuscules du molluscum.

En somme, il y a atrophie progressive du protoplasma tandis que le noyau végète d'une façon anormale.
Il se divise très nettement, des vacuoles se forment et en
se divisant, il forme un reticulum fin contenant :

1° la chromatine de l'un des noyaux ;

2° les nucléoles du noyau de division secondaire ;

3° la substance achromatique sur laquelle porte tout
particulièrement l'hypertrophie ;

4° les vacuoles subdivisées et comprises dans la masse
ou le plus souvent rejetées à la périphérie ;

5° le noyau primitif, rejeté à la périphérie et formant
le reste nucléo-chromatique ;

6° les bourgeonnements nucléolaires qui peuvent donner des inclusions cellulaires apparentes.

Il y a lieu de faire remarquer que le reste du noyau primitif peut paraître séparé du corpuscule parce qu'il représente un pôle de la division anormale n'ayant pas subi la séparation complète, ni cependant l'évolution vers la formation d'une autre cellule. Il y a lieu d'insister également sur les formations semblables de différentes évolutions cellulaires qui aboutissent à la division du noyau sans division du protoplasma.

Quelle est à présent, pour nous, l'évolution terminale du molluscum?

Les cellules, ou mieux les noyaux qui se divisent sans division d'un protoplasma trop modifié ne sont pas des cellules normales, et elles vont aboutir à la transformation pure et simple en une masse qui donnera des réactions rappelant celles de la kératine, s'en différenciant cependant assez pour que Ranvier ne croie pas devoir accepter pour elle la dénomination de masses kératinisées. C'est qu'il s'agit non pas d'un processus *pancellulo épithélial*, mais *nucléo-épithélial* de transformations successives.

Sous quelle influence se font ces transformations; le parasitisme entre-t-il en cause? Nos connaissances actuelles ne permettent pas de l'affirmer.

Les conclusions que nous venons d'exposer résultent de l'examen d'un grand nombre de coupes que nous avons pratiquées. Nous ne prétendons pas résoudre d'une façon définitive les lésions du molluscum si difficiles à interpréter; nous avons voulu seulement appeler l'attention sur certaines altérations que nous avons en vain cherchées dans les travaux des auteurs qui se sont occupés de cette question ; elles nous semblent éclairer d'une façon assez intéressante l'évolution des cellules du molluscum conta-giosum.

CONCLUSIONS

I. — Les recherches histologiques récentes nous semblent insuffisantes pour expliquer l'évolution du molluscum contagiosum et les modifications cellulaires résultant du processus pathologique,

II. — Nous avons observé, dans nos coupes, des *altérations nucléaires* non signalées par les auteurs qui se sont occupés de la question ou incomplètement décrites.

III. — Le molluscum contagiosum résulte, pour nous, d'un processus *nucléo-épithélial* de transformations successives.

BIBLIOGRAPHIE

DE L'ANATOMIE PATHOLOGIQUE DU MOLLUSCUM

1898. SELDOVITCH. — Recherches sur la pathologie du molluscum. *Semaine méd.*, p. CLI, n° 38.

— GIRARD. — Transformation du mol. en épithéliome. *Dauphiné méd.*, janvier.

— — Du mol. contag. in two mated buntig sparows. *Brit. M. J. London*, p. 947.

— GAUCHER et SERGENT. — *Archives de méd. expér. et d'anat. path.*, décembre, p. 657-664, 1 planche.

— GLINGER. — *Thèse*, Iéna.

1897. LINDSTREIM. — Med. obozr. *Semaine méd.*, p. CXIV.

— NICOLLE. — *Normandie méd.*, 15 août, p. 357.

— HUTCHINSON. — *Arch. Surg. Lond.*, p. 79.

1896. CASAGRANDI. — Sur la reproduct. experim. des corps inclus dans la cellule épidermique du nodule du m. contag. *Riforma medica*, 16 novembre.

— MOZHAROVSKI. — Mollus Kovija opukholi m. c. *Feldscher.* Saint-Pétersbourg, p. 15.

— DILIBERTO. — Du m. c. *Giornale Ital.*, p. 375.

— CORNEL BECK. — *Arch. für dermat.*, p. 167, Band 37.

— KUZNITZKY. — Nature des modific. cell. dans le mol. contag. *Semaine méd.*, VII ; *Archiv. f. derm.*, XXXII, 1-2, p. 65.

1895. STELWAGON. — *Journal of Cut. and genet. urin. diseases*, février, p. 5o.

— BAUDOUIN. — Pict. Atlas skin. syph. *S. Louis Hosp.* London, 253.

— CLARKE. — *Centralbl. f. bakt.*, XVII, p. 245.

— TOUTON. — Bemerkungen zu Kuznitzkij's. *Arch. syph.* Wien et Leipzig, XXXII, p. 369.

— ALLEN. — *Journ. of cut. and vener. diseases*, p. 8.

— HOBL. — *Société viennoise de dermatologie*, p. 231.

— CREPIN. — Acné varioliforme pyodermise. Maladies cutanées, p. 13.

1893-4. JAJA. — *Puglia medica*, mars, p. 49.

— PICK. — *Revue de Hayem*, 15 avril.

— BUBREUILH. — *Revue gén. de clinique* du 28 juin, p. 412.

— RIEDER. — *Sitzungsb. d. Gesellsch. f. morph. und phys.*, in München, VIII, p. 105.

— KROMAYER. — Die histogenese der m. *Arch. f. path. anat.* Berlin, CXXXII, p. 62.

— BARTHÉLEMY. — Acné varioliforme des régions inguinocrurales périvulvaires et périanales. *Semaine médicale*, 11 mars, 6, 115.

— CAMPANA. — Il parasita del mol. contag. *Riforma medica*, 25 mai.

1892. RITSCH. — Le molluscum contag. au point de vue de la pathologie générale. *Journal de Fournier*, mai, p. 247.

— FORDYCE. — Mol. contag. des cuisses. *Journal. of Cut.*, septembre.

— PAYNE. — On a papular acneiform eruption with colloïd masses resembling those famed in mol. contag. *Annales de dermatol.*, 25 mars, p. 319: *Revue de Hayem*, 15 avril, p. 618.

— BITSCH. — Om mol. contag. *Nordisk medic. arkiv.*, n° 3.

— GRAHAM. — *Journal of Cutaneous*, mars, p. 89.

— MACALLUM. — Histology of m. c. *Journal of Cut.*, mars, p. 93.

1891. GRAHAM. — *Mercredi médical,* 21 octobre, p. 527.

— SNELL. — *British,* 18 avril, p. 859.

— MOREAU. — *Journal de Fournier,* mars, p. 134.

— ALLEN. — *N.-Y. dermat. Soc.,* v. *Journal. of Cutan.,* janvier, p. 32.

— PAYNE. — *The British Journal of Dermat.,* août, p. 250.

— STANZIALE. — Contributo sperimentale anat. pat. allo studio del m. c. di Bateman. *Giornale Internazionale delle science medichi,* 15 mai, p. 321.

— BRONSON. — *Journal of Cutan.,* janvier, p. 33.

— BECK. — *Arch. f. dermat.,* XXXVII, 1 et 2 ; *Ann. derm.*

1890. TÖRÖK et TOMMASOLI. — Natura del cosi detto epithelioma contagioso. *La Riforma medica,* 12 et 13 août (1889) ; *Ann. dermat.,* 25 mars, t. I, n° 3, p. 246 ; *Semaine méd.,* 12 mars.

— STANZIALE. — *Annales dermat.,* août et septembre, p. 718.

— TÖRÖK. — *Monatsh. feld dermat.,* n° 4, p. 149.

— BROQUET. — Acné variol. à forme confluente. *Paris méd.,* 7 ; *Bulletin méd.,* 2 juillet.

— HUTCHINSON. — *British Journal of dermat.,* mars, p. 94.

1889. QUINQUAUD. — L'acné var. est une affection parasitaire. *Tribune méd.,* 6.

— ANDERSON CALL. — M. c. du tronc. *British J.,* 23 février, p. 416.

— VIDAL. — *Journal Lucas,* art. 14158, p. 250, juin.

— MOREAU. — *Thèse,* Paris, 19 juillet ; *Ann. dermat.,* 25 octobre, t. X, n° 10.

— STELWAGON. — M. c. a preliminary report. *J. of Cut.,* p. 60, février.

— KAPOSI. — *Bulletin médical,* 22 décembre, p. 1563.

— NEISSER. — Ueber das epithelioma (sive M. c.). Arbeiten aus der Univers. f. dermat. zu Breslau.

— DARIER. — *Comptes rendus de la Soc. de biol.,* p. 234-293.

1888. STELWAGON. — *Association dermat. américaine,* septembre.

— HAAB. — *Correspdzbl. f. schweiz. Aertze,* n° 8, p. 254.

1887. Dubois Havenith. — *Journal. de méd. de Bruxelles,*
5 mars ; *Annales de dermat.,* p. 408.

— Gailleton. — *Province méd.* Lyon, 24 décembre.

1886. Allen. — *Journal of Cut. diseases,* août, p. 238.

— Mittendorf. — *American ophtalmol. Society,* 21 juillet.

— Campana. — Ueber die Molluscumkörperchen. *Giornal.
ital. dell. mol. ven..* p. 1.

1885. Majocchi. — *Gazet. degli ospit.,* n. 43.

1884. Geber. — *Ziemmssen's Path. und Therap.,* XIV, p. 531.

1883. Laache. — *Nordiskt med. Arkiv.,* v. XIV.

1882. Neisser. — *Monatsh. f. prakt Dermat.,* mars, p. 17.

— Thin. — Histol. path. du m. c. *Medic. Times,* 15 janvier.

— Morison (A. et G.). — Nature et affinités du mol. *Medic.
Times and Gaz.,* 28 mai.

— Geber. — *Vierteljarrhesschr.,* p. 403.

— Duhring. — Diseases of the skin, II Ed., p. 122 ; III,
p. 377.

— Kaposi. — Path. und Therap. der Hautkrankheiten in Vor-
lesungen, p. 174.

— Caspary. — *Viertelharesschrift f. Dermat. u. Syph.,* p.
205.

— Crocker. — *Brit. med. journ.,* 15 janvier.

— Angelucci. — Internat. med. congres. *Centralbl. Wissensch.,* p. 49.

1881. Thin. — Path. of. mol. *Journal of anat. and phys.,* XVI.

— Uffoltz. — *Thèse,* Paris.

— Auspitz. — System der Hautkrankheiten, p. 139.

— Thomson. — *Archiv of Dermat.,* VIII, p. 258.

1880. Mackensie. — *Archiv of Dermat.,* p. 176.

— Majocci. — *Gaz. med. di Roma,* VI, 237.

— Renaut. — *An. dermat.,* 25 juillet, p. 397 ; *Lyon méd.,*
n° 30 ; *Virchow's Jahresber.,* II, p. 498.

— Bignon. — *Thèse,* Paris, n° 371.

— Sangster. — *Brit. med. Journal,* p. 327.

— Brochin. — *Gazette des hôpitaux,* p. 1109.

1880. Hillairet. — *Progrès médical*. De l'acné varioliforme.

— Startin. — *Lancet*, p. 564.

1879. Bollinger. — Giornal del congresso dei naturalisti Cassel.

— Fox. — Transact. of the american dermat. association.

1878. Barnes. — *Brit. med. Journal*, 1878.

— Liveing. — *The Lancet*, 5 octobre.

— Park. — *Chicago med. Journal and Examiner*, XXXVII, p. 593.

— Rindfleisch. — Traité d'histologie pathol., 5e édition, p. 284.

— Smith (W.). — Del mollusco sebaceo. *Dublin. Journal of medic. science*, nov., p. 371.

1877. Kaposi. — Vierteljarrhessch. f. Dermat., p. 333; *Wiener medic. Presse*.

1876. Piffard. — Diseases of the skin, p. 345.

— Simon (O.). — Vierteljarrhessch. f. Dermat., p. 405.

— Wagner. — *Allgemeine Pathologie*, p. 697.

— Bizozzero et Manfredi. — *Archiv per le scienze med.*, I, 1; *Centralbl. f. d. med. Wissensch.*

— Hutchinson. — Lecture on clinical Surgery, I. London.

1875. — Fox. — *Archiv. of dermat.*, p. 326.

— Bœck. — Ueber m. c. und die sogennanten Molluscum-körper. *Vierteljarrhessch. f. dermat. et syph.*, p. 23.

— Lukomsky. — *Virchow's Arch*, LXV, p. 145.

— Taruffi. — *Annotazione Giornal ital. di mol. ven.*, p. 277.

1872. — Retzius. — *Nordisk. med. Arch.*, II, n° 11; *Deutsche Clinik*, n° 2-8.

— Eames. — *Brit. med. Journal*, 21 décembre.

— Ferrier. — *Ann. Dermatologie*, p. 400.

— Misset. — Étude sur la pathologie des gl. sébacées. *Thèse*, Paris.

1871. Bizozzero et Manfredi. — *Ach. f. Derm. v. syph.*, p. 599.

— Lostorfer. — *Arch. f. Dermat. v. syph.*, p. 184.

1871. BOLLINGER. — *Vierteljarrhesschr. f. Derm.*, p. 152; *Virchow's Archiv.*, vol. LVIII, fasc. 4.

1870. FAGGE. — *The Lancet; Giornal ital. d. mol. d. pelle*, p. 253.

— BIZOZZERO. — *Arch. per le scienze med.*, I, 1.

1869. DUCKWORTH. — *Journ. of cut. med.*, III, p. 64.

1868. — S. *Barthol. Hosp. Rep.*, vol. IV.

— PURDON. — Molluscum sebaceum *Journ. of cut. med.*, I, p. 53.

— KLEBZ. — Manuel d'anat. path. Berlin, p. 33.

1867. BIESIADECKI. — Sitzungsber. d. k. Akad. d. Wissensch., LVI, II, p. 19.

1865. EBERT. — *Berliner klinik. Wochenschr.*, 4.

1864. — Vortrag in der Sitzung der Berliner medicinischen Gesellschaft, 21 décembre.

1863. FORSTER. — Manuel d'anat. path. Leipzig, II, p. 1088.

1862. DEVERGIE. — *Union médicale*, juin.

1861. BAZIN. — Leçons théoriques et cliniques sur les affections génériques de la peau, t. I, p. 278.

1860. HARDY. — Leçons sur les maladies de la peau, p. 98.

1856. ROKITANSKY. — Pathologische Anatomie, p. 79.

1855. MAGNAN. — De l'acné varioliforme. *Thèse*, Paris.

— ORELLI. — Das molluscum. D. c. Zürich.

1854. DEVERGIE. — Maladie des follicules sébacés.

1852. PIOGEY. — Acné tuberculeuse ombiliquée. Mém. soc. biologie.

1851. CAILLAUT. — *Arch. génér. de méd.*, XXVII.

— SIMON. — Die Hautkrankheiten durch anatomische Untersuchungen erläutert. Berlin, p. 354.

— CAZENAVE. — *Ann. des mal. de la peau*, juin.

— FERNER. — Mémoire sur l'acné varioliforme. *Journ. des conn. méd.*

1850. HUGUIER. — Mémoire, *Acad. de médecine*, XV, p. 585.

1848. BÆRENSPRUNG. — Beitrage zur An. u. path. der menschlichen Haut. Leipzig, p. 93.

1847. KRAMER: — Ueber Condylome u. Wartzen. Göttingen.

1845. HEBRA (F.). — *Zeitschr. der k. k. Gesellschaft der Artze in Wien*, I, p. 42.

1844. ENGEL. — *Zeitschr. der k. k. Gesellschaft der Artze in Wien*, p. 408.

1841. HENDERSON. — *Edimbourg med. and surg. Journ.*, vol. LVI, p. 213.

— PATERSON. — *Edimbourg med. and surg. Journ.*, vol. LVI, p. 280.

— WILLIS (Robert). — Illustrations of cutaneous diseas. London.

1840. FABER. — Die Hautkrankheit: Molluscum Tübingen.

1837. GERDY. — *Thèse*, Paris. Transformation des follicules.

1835. RAYER. — Traité théorique et pratique des mal. de la peau.

1821. CARSWELL. — Beobachtete Infection von Schulnachbarn, die sie in ihre einzelnen Familien einschleppten.

1817. BATEMAN. — Delineations of skin diseases. London; traduction in *Tedesco*. Weimar, 1830, XXXII.

9 782013 461436